Cómo elaborar un perfume vegano

Adriana de Miguel

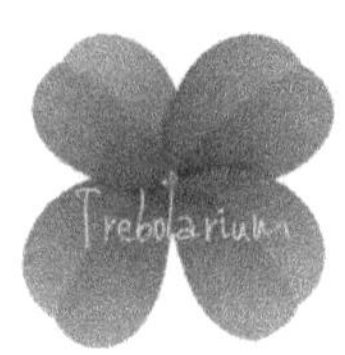

La elaboración de un perfume es algo muy mágico, casi sagrado. Sin embargo, la industria del perfume ha ido evolucionando hasta convertirse en una ciencia que se acerca más a la química que al noble arte de crear esencias nuevas. Histórica y habitualmente, los perfumes no se han elaborado con productos 100% veganos debido a que muchos de sus disolventes son, por ejemplo, grasas animales, muchos fijadores también son de origen animal y, por tanto, si alguna vez se ha elaborado un perfume vegano a lo largo de la historia, ha sido más la casualidad la que ha intervenido que la conciencia vegana de nuestros días.

Antes de empezar este pequeño curso quiero decirte que no soy perfumista profesional. En realidad soy alquimista vegetal así que lo que vas a encontrar aquí es tu primera aproximación al noble arte de elaborar perfumes. A partir de aquí, si quieres convertir este sublime arte en tu profesión, tendrás que avanzar mucho más allá. Sin embargo soy ambiciosa así que pretendo compartir contigo toda la basta información que mi trabajo de investigación te pueda proporcionar.

Vamos a partir de algo muy básico. Elaborar perfumes consiste en mezclar sustancias aromáticas en un medio capaz de disolverlas (con el fin de facilitar la aplicación) y con un elemento fijador que haga que el perfume permanezca en el cuerpo mucho tiempo ya que la mayoría de las esencias naturales son volátiles y por tanto, lo más lógico es que desaparezcan rápidamente conforme se van evaporando. Estas esencias no se mezclan al tuntún sino que debe hacerse con cierta armonía y para eso hay que comprender esas esencias. Igual que en la música combinamos notas agudas y graves, en el mundo del perfume hablamos de notas altas, medias y bajas y con esto nos referimos a su grado de evaporación en el perfume o a su tiempo de presencia en nuestra nariz. Así, cuando aplicamos un perfume notaremos que huele de una forma y conforme pasa el tiempo, las notas altas se han evaporado y quedan las bajas y huele de otra forma... ese procreso debe ser amable y de ahí la importancia de conocer las esencias, los disolventes y fijadores y cómo trabajar con ellos de forma intuitiva.

¿Qué entendemos por perfume vegano?

Parece fácil esta respuesta, pero realmente es difícil e intrincada porque de lo que se trata no es sólo de usar sustancias que no tengan origen animal porque esa sería una respuesta muy vaga, ya que actualmente los veganos se cuestionan el uso de ingredientes no-animales pero cuya explotación sí que afecta a la supervivencia de los animales como es el ejemplo de la miel o de sustancias que ponen en peligro la vida de insectos y peces.

Dado que las flores son esenciales para las abejas ¿estaríamos incurriendo en una falta del nuevo veganismo? Como es difícil responder a esta pregunta, vamos a intentar determinar qué sustancias deberíamos usar para la fabricación de un perfume vegano dejando a tu juicio la determinación de líneas de valor a partir de las cuales determinadas sustancias no se deben usar.

Para empezar, creo que los perfumes veganos deberían ser completamente naturales por lo que quedan descartados el uso de sustancias químicas y esencias imitadoras que pueden dañar el medio ambiente al pulverizar el perfume. Partículas como el nano-dióxido de titanio, un ingrediente que suele aplicarse a perfumes comerciales, pasa a través de la ducha a la corriente de desagüe y es volcado al mar provocando un importante daño medioambiental. Así que descartamos sustancias como el propilenglicol, dimeticona copoliol, fragancias sintetizadas (es decir, fabricadas en laboratorio), disolventes como el etanol, tolueno, etc. En cuanto a alcoholes, usaremos orujos naturales y aunque no encuentro un motivo por el que no utilizar el alcohol de 96°, si se puede evitar, lo haremos.

Obviamente, descartamos los disolventes de origen animal (en general, grasa de cerdo o de vacuno) que sustituimos por una manteca inodora de karité, por ejemplo. Es importante tener en cuenta que si usamos manteca de karité, adquiramos una que tenga añadida vitamina E o bien, se la añadimos para evitar que se enrancie ya que es proclive a sucederle con cierta facilidad.

En cuanto a las flores y plantas utilizadas, entiendo que lo más vegano y respetuoso es que éstas esencias vengan de plantas cultivadas y de esta manera no se utilizan especies silvestres con el consecuente peligro medioambiental que esto conlleva. Sin embargo, rara vez un proveedor va a indicar que utiliza plantas cultivadas en sus aceites esenciales aunque sí que pueden indicar que son ecológicos. Eso implica cierto control y por tanto podríamos deducir que se trata de material cultivado. Hay proveedores que tienen sus propios terrenos de cultivo y esa es una información fácil de conseguir.

Así pues, partiendo de estos principios, nos iniciamos en el mundo del arte de crear perfumes.

Obtención de esencias

Puesto que partimos de esencias naturales, la naturaleza es nuestro gran proveedor. Todo lo que aporta un olor, es susceptible de ser utilizado para añadir matices a nuestras mezclas. Es importante que usemos plantas y flores que no sean venenosas a menos que sepamos tratarlas adecuadamente para extraer su aroma sin riesgo ni para ti como fabricante ni para el cliente final. Como en esto no te puedo orientar mucho, entonces trabajaremos con las esencias de las plantas más conocidas. Se puede usar las hojas de las plantas, las raíces, maderas, resinas y lo que más se utiliza son las flores, obviamente. Es importante recolectarlas cuando su aroma está más intenso (sobre todo antes de que salga el sol porque el calor del sol evapora las sustancias más volátiles de las plantas).

No sé si vas a usar materiales básicos o partirás de esencias extraídas pero si vas a partir de la naturaleza, tendrás que conocer las distintas formas de extraer los aromas.

La forma de extraer esencias es muy variopinta… pero si nos trasladamos a tiempos antiguos, lo lógico era diluir en grasas los aceites de las esencias para después usar directamente o bien, volver a diluir en alcohol con el fin de usar un perfume líquido.

En función de cada planta y de la parte de esa planta, el método de extracción es diferente.

Uno de ellos es la **destilación** que, según la planta y la parte de la planta, se usará por arrastre de vapor o directamente hirviendo en agua antes de haber macerado la planta en ésta. Un consejo que creo útil será el de hervir las partes duras como las raíces y semillas y usar el arrastre de vapor para las partes blandas como hojas y flores. Se calienta y se separa la parte volátil a través del serpentín que enfría el vapor dejando en otro lado una mezcla de aceites esenciales con agua que después hay que decantar.

Para extraer la esencia de los cítricos, se usa el método de expresión que consiste en presionar a la vez que agujerear con el fin de extraer estos líquidos sin generar calor ya que el calor daña el aroma de los cítricos (algo que tendrás que tener en cuenta en todos los procesos de elaboración del perfume). El líquido resultante es una mezcla de esencia y agua y por tanto también hay que decantar después.

Para flores muy delicadas, se usa el enfleurage o maceración que consiste en colocar sobre una capa de grasa extendida en un lienzo o cristal, pétalo a pétalo, para que la grasa adquiera la esencia de la flor cambiando los pétalos diariamente. Cuando ya está saturada de esencia, se extrae la tela y se limpia con aguardiente para diluir toda la grasa de la tela que queda concentrada en el alcohol.

Una vieja fórmula que se hacía en tiempos de los romanos, consistía en macerar las plantas aromáticas en un jarrón que contenía agua de lluvia y aceite al 50%. Este jarrón era enterrado en la tierra y puesto al sol destapado durante mucho tiempo, hasta que el agua se evaporaba completamente y los aceites esenciales de las plantas se quedaban impregnados en el aceite base.

Después se retiran las plantas y ya tienes un concreto natural… quizá no sea necesario enterrar el tarro y baste simplemente con colocar un recipiente al sol. Seguramente se enterraba para coger todo el calor pero aún así…¿Por qué no probar?

¿Cómo se elaboran ahora?

Una vez recogida la flor de la que vamos a extraer el perfume, se deja macerar en etanol o metanol con el fin de diluir las ceras de las esencias y las partes grasas. Se mantiene macerando hasta que el etanol se evapora y lo que queda es un engrudo que se llama "concreto". El concreto se disuelve en alcohol y se destila y lo que se obtiene es la esencia pura de la planta, un líquido espeso denominado "absoluto". Se necesitan toneladas de flores para obtener un litro de este absoluto.

Después empieza el arte, donde el perfumista va combinando esencias en sus proporciones adecuadas hasta dar con una esencia armoniosa.

Una vez que tienes las esencias, puedes hacer perfumes sólidos o perfumes líquidos.

Para hacer un perfume sólido, basta con usar una manteca como, por ejemplo karité o manteca de cacao (si consideramos que su aroma natural forma parte de nuestra esencia) o bien mezclar un aceite sin olor (como el de almendra por ejemplo) con cera candelilla en una proporción aproximada de dos cucharadas soperas de virutas de cera candelilla por una taza de tipo café (de las pequeñitas) con aceite de almendra. Calientas ambos al fuego lento hasta que se funda la cera candelilla y puedas mezclar correctamente el aceite con la cera.

Después retiras del fuego y vuelcas la esencia. Cuanto más concentrado esté el perfume, mejor resultará para untar (aunque debes encontrar la proporción perfecta para que la pomada no expulse parte de la esencia). Este perfume carece de fijador por lo que tendrás que aplicarlo con más frecuencia.

Para hacer perfumes líquidos necesitas alcohol de 96° (también puedes usar un vodka de calidad), esencias (50ml por cada 120 ml de alcohol) y un fijador. Dejas macerar 7 días para que se vaya el olor del alcohol y ya puedes usarlo.

Cómo elaborar un concreto casero:

Busca un aceite de presión que no tenga olor y que no enrancie fácilmente. Una opción es el aceite de semillas de uva o de almendra. En un tarro que mantendrás siempre en un lugar oscuro, añade la parte de la planta cuya esencia quieres rescatar (por ejemplo, hojas de hierbabuena). Machaca un poco las hojas y cúbrelas de aceite. Deja reposar durante al menos una semana y repite el proceso tantas veces como consideres necesario añadiendo hojas nuevas cada vez hasta que el aceite tenga una concentración adecuada de esencia. Puedes llegar a tardar meses. Cuando tu aceite esté lo suficientemente concentrado, ya tienes un concreto que puedes usar directamente.

Fijadores:

Las alternativas son complicadas ya que si optamos por cuestiones naturales, resulta que los fijadores más habituales son de origen animal (almizcle y ámbar) pero si no optamos por ingredientes animales, debemos elegir fijadores químicos como dimeticona copoliol que es un tipo de silicona… así que ¿cómo lo hacemos para elaborar un perfume vegano?

La opción más adecuada quizá sea la de obviar el fijador y utilizar con más frecuencia nuestro perfume. La ventaja de hacerlo así consistirá en que la degradación de tu perfume será menos evidente aunque la duración más corta.

Afortunadamente, podemos viajar al pasado para averiguar qué sustancias se utilizaban como fijadores los antiguos perfumistas de distintas épocas y descubrimos que los egipcios usaban gomas y resinas, algo que nos aporta todo un mundo natural y vegano para poder trabajar. Así, el simple incienso natural, podría ser un ingrediente para nuestros trabajos perfumísticos.

También he descubierto que utilizaban sal como conservante para sus pomadas perfumadas así que nosotros también podemos añadir este interesante ingrediente en nuestras mezclas. Yo apostaría, por supuesto, por una sal natural de mar no refinada.

Notas:

Las notas son los matices del perfume y están relacionados con el tiempo de permanencia en la piel. Así que hablamos de notas altas, medias y bajas. Las más altas volatilizan antes y suelen ser de origen cítrico y las bajas permanecen en el tiempo y deben ser más suaves.

Así que nuestro perfume puede contener las siguientes notas:

Nota princial o alta: Es la carta de presentación de tu perfume. Debería ser la de un cítrico como limón, naranja o mandarina o esencias con esa personalidad como la bergamota o también esencias como romero, neroli, mentas o similar y alguna que otra flor como la lavanda.

Nota central o media: es la esencia de nuestro perfume y lo que procede es que lo protagonice una flor como jazmín, azahar, neroli, camomila, ylang-ylang y otras esencias no florales como la canela, pimienta negra, cardamomo, enebro, citronela, nuez moscada, pino, clavo ... debe ser tuya la elección.

Nota de fondo o baja: es la nota que más permanece y que debe ser muy sutil como vainilla, jengibre o algún aroma de madera como cedro, patchouli, ciprés, pino, vetiver...

Para lograr la permanencia de las notas bajas, debe añadirse más cantidad y proporción de esencia que con las notas altas. Para hacerte una idea, el 30% de las esencias deben ser notas altas, el 50% medias y el 20% restantes deben ser notas bajas.

El orden también es importante. Debe empezarse desde las notas más bajas a las más altas y además los perfumistas recomiendan que no haya más de tres o cuatro tipo de esencias por nota.

Materiales e ingredientes:

Necesitarás un tarro pulverizador, o un tarro para pomadas si vas a usar viejas recetas, un medidor de líquidos, un tarro oscuro (preferiblemente de azul cobalto si te fuera posible) Algo para remover y un gotero si tus esencias no llevan dosificador en gotas.

Ingredientes:

Ya hemos visto cómo se obtienen las esencias. En este apartado hacemos un resumen de los ingredientes básicos que vamos a utilizar para elaborar los perfumes.

- Materia para esencias: Plantas, raíces, cáscaras, flores, semillas…

- Resinas para fijar los aromas como incienso natural, mirra, resina de pino.…

- Aceites base como almendra, semillas de uva, argán, ricino… (preferiblemente inodoros). Una de las bases que se usaban en el antiguo Egipto era el agraz que consistía en la extracción del aceite de las aceitunas verdes aún no maduradas.

☐ Alcohol 96° o un vodka de buena calidad o bien un orujo o aguardiente no macerado (de al menos 40 grados).

☐ Agua destilada que se puede usar un hidrolato para que también tenga un aroma (es decir, el agua de haber elaborado una destilación como lavanda o rosas).

☐ Aceites esenciales

☐ Ceras vegetales como la cera de candelilla, de soja...

☐ Mantecas vegetales como la de cacao, karité…

☐ Vitamina E para evitar el enranciamiento de los aceites y las ceras

Perfumes y colonias:

El porcentaje de esencia con respecto al diluyente (alcohol), determina si la mezcla es un perfume (alrededor de un 25% de esencia), una colonia o un agua de colonia (entre un 2 y un 12% de esencia) o agua de perfume (entre un 13 y un 20% de esencia). Puedes hacer el cálculo a ojo o bien puedes pesarlo. Si lo haces a ojo, considera que una gota de esencia equivale a un mililitro de alcohol. Así, en el ejemplo del perfume, usarías 25 gotas en un tarro de 100 ml pero si el resultado final es escaso también puedes usar una jeringuilla, que te ayudará bastante con tus medidas. Quizá tengas que usar una jeringuilla por esencia.

Algunas recetas:

20 gotas de aceite esencial de naranja

10 gotas de aceite esencial de limón

10 gotas de aceite esencial de jengibre

2 gotas de aceite esencial de romero

2 gotas de aceite esencial de clavo.

Mezclamos todo en un tarro azul y dejamos reposar durante 4 días.

Después echamos 80 ml. de alcohol y 10 ml de agua a la mezcla de esencias y dejamos reposar al menos tres semanas en un sitio oscuro (la luz altera los aceites esenciales). Finalmente congelamos el perfume y al día siguiente lo filtramos con un filtro de papel del café y ya tendríamos lista un agua de colonia.

Agua de cítrico:

Sumerge en alcohol la cáscara de algún cítrico y deja que repose en un lugar oscuro durante una semana. Pasado ese tiempo, filtra el alcohol y añade un poco de agua y unas cucharadas de aceite de ricino.

Agua de jengibre:

Corta unos trozos de jengibre y cúbrelos con alcohol. Deja reposar una semana en un sitio oscuro. Pasado ese tiempo, retira y filtra el alcohol. En 100 ml. echa cuatro gotas de extracto de vainilla, dos cucharadas de agua y media de aceite de almendras.

Dos viejos perfumes romanos

En la antigüedad se usaron dos fórmulas maceradas en aceite sin olor que quizá puedas reproducir. Se trata de dos viejos perfumes romanos. Uno de ellos es el ungüento compuesto por aceite de Mirto (Myrtus communis, Cálamo (Acorus calamus), Cáscara de Granada (Punica granatum), Mastic (Pistacia lentiscus) y Ciprés (Cupressus).

El otro ungüento se llama telino y está hecho de aceites de oliva, cyperus, cálamo, meliloto amarillo, alholva, miel, maro y mejorana dulce.

Una receta aproximada a este ungüento es la siguiente:

Ingredientes:

100 gr. de agraz (en su defecto, aceite de oliva refinado para que no tenga olor).

56 gr. de semillas de alholva, también llamado fenogrego.

11 gr. de raíces de cálamo (el nombre científico de la planta es acorus calamus)

5 gr. de flores de meliloto

2. gr. de hojas secas de nepeta cataria o menta de los gatos.

3 gr. de hojas secas de mejorana dulce

10 gotas de aceite de violetas o 5 de lemongrass en su defecto.

Miel.

Modo de hacerlo:

Para extraer el agraz, cogeremos aceitunas verdes (las recolectamos en el mes de agosto) y las molemos en una batidora fuerte. El resultado es una pasta que pasaremos por un colador de tela y apretaremos hasta lograr un líquido espeso que es nuestro agraz.

Se pican y añaden las hierbas al agraz. Se coloca en una estufa o en un lugar caliente (puede servir la parte trasera del frigorífico) removiendo de vez en cuando y durante tres días. Después se retira el aceite ya perfumado, se cuela y se le añade un 10% de miel más las gotas del aceite esencial.

Como sabes, la miel es un elemento nada vegano. En esta receta se usa como fijador de las esencias, debido a su riqueza en polisacáridos. Quizá puedas sustituirlo por incienso natural en polvo aunque ya no sería la receta original.

Kyfi

El kyfi es un aroma del antiguo Egipto. Puede elaborarse mediante maceración en aceite y sus ingredientes son: mirra, jazmín, nardo, rosa e incienso. Podemos usar el mismo procedimiento que hemos hecho con la receta anterior pero con una diferencia y es que la flor de jazmín sólo puede extraerse mediante la técnica de enfleurage, como sabemos. Una opción sería usar la técnica con todas las flores y en la misma grasa y así extraeríamos la esencia de una forma natural con las tres flores. Una vez que hemos impregnado nuestra manteca de karité con las tres flores (podemos extender los pétalos en tres zonas diferentes). Añadiremos polvo de incienso y mirra o bien, disolvemos la grasa en un alcohol de aguardiente y añadir ahí los ingredientes restantes sin olvidar que tendremos que filtrar el líquido tras cuatro semanas de maceración. Así podemos tener un perfume kyfi sólido o líquido en función de nuestro interés.

Aceite de Moisés

Según el libro del Exodo, Dios le dice a Moisés que lleve consigo mirra virgen, canela, cálamo (una planta que crece en las riveras de los ríos y cuya raíz es aromática), casia (su nombre científico es cassia, una planta cuya corteza es similar a la canela) y aceite de oliva.

Para elaborar este ungüento perfumado o aceite de ungir, creo que sólo es necesario macerarlo todo en el aceite de oliva.

Agua florida:

Ingredientes:
dos cucharadas de flores de Lavanda
dos ramas de canela

dos cucharadas de romero

la cáscara de una Naranja,

la cáscara de un limón

la cáscara de un pomelo (opcional)

dos cucharadas de menta

siete clavos de olor

agua destilada 5%

aguardiente u orujo. 95%

Cogemos un tarro de cristal que lo desinfectaremos hirviéndolo en agua. Se seca bien y se añade la piel de los cítricos, después las especias y finalmente las hierbas. Se cubren de alcohol por encima del nivel de los ingredientes. Finalmente echamos el agua destilada. El nivel del alcohol y el agua debe estar por encima de la hierba. Se golpea el culo del tarro para dejar escapar el aire y se remueve. Se deja macerar durante 40 días en un sitio oscuro agitando el frasco frecuentemente.

Pasado el tiempo de maceración, se cuela con una tela o con un colador de tela. Después se guarda en un frasco de cristal oscuro y bien desinfectado.

La clasificación de olores:

Resulta difícil poder clasificar los olores pero podríamos clasificarlos en:

- floral (jazmín, rosa, nardo, clavel...),
- picante (jengibre, pimienta, paprika...),
- afrutado (acetato de etilo, cítricos...),
- resinoso (humo de resina como incienso o mirra),
- fétido (huevo podrido)
- quemado, o humo, (alquitrán o plástico quemado)
- Almizclado (muscona o el propio almizcle),
- alcanforado (alcanfor)
- rancio (ácidos isovalérico y butírico)
- pungente o acre (vinagre)

Sin embargo puede haber más experiencias olfativas. Dentro de la perfumería existen siete familias de perfumes que son las siguientes:

1.	Cítrica, que da origen a las fragancias frescas y que la forman esencias como la del limón, bergamota, mandarina, pomelo etc…

2.	Florales: obviamente de esencias de flores como el jazmín, la rosa, el narciso o el geranio y que tienen una basta presencia en los perfumes de todo el mundo.

3.	Oriental, que recoge todos los perfumes especiados de oriente como la canela, el clavo, el cardamomo, la pimienta…son las que le aportan dulzor a las mezclas.

4.	Cuero, un perfume que fue usado en los primeros tiempos de la historia del perfume y que contienen esencias atabacadas o ahumadas y forman parte de la mayoría de los perfumes masculinos.

5.	Fougére (helecho): son las esencias musgosas, con olor a hierba. Esta familia se llama así por un perfume que fue elaborado en 1882 que se llamaba Fougére Royale

6.	Chypre: también le debe el nombre esta familia a un perfume elaborado en 1917 llamado así. Está compuesto por una mezcla de los siguientes aromas: bergamota, patchuli, flores, musgo, ámbar, cuerpo y almizcle. Son esencias muy complejas.

7.	Amaderada: obviamente es el perfume de maderas como el ciprés, sándalo, vetiver, cedro, o abedul.

Gracias por haber leído este pequeño manual que, aunque concentrado, creo que te permite experimentar con muchas cosas ya que tiene como fin, abrirte las puertas a un mundo mucho más generoso. Por favor, si te ha gustado, te ruego que escribas una reseña positiva para que otras personas puedan beneficiarse de la obra. A continuación, te dejo una relación de mis libros y manuales:

Libros

Plantas para la fertilidad Femenina

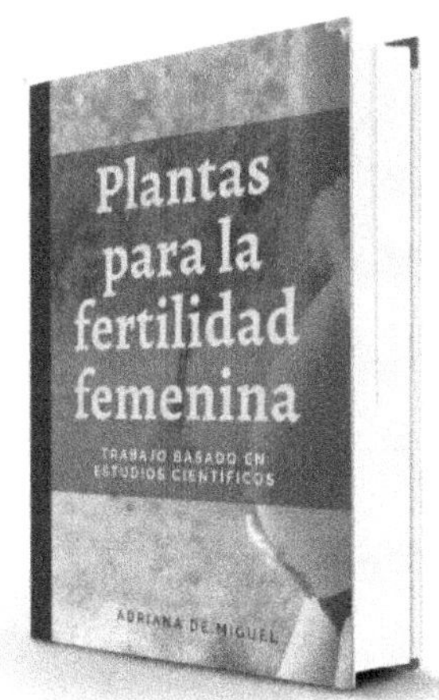

*Si quieres tener un hijo, no entres en un foro para informarte de qué plantas pueden ayudarte a mejorar tu fertilidad porque algunas plantas tomadas sin conocerlas, **pueden hacer el efecto contrario a lo que buscas.** Este libro te aclara en qué te pueden ayudar las plantas y cuándo es interesante tomarlas para potenciar tu fertilidad femenina y es un trabajo que recoge estudios publicados en universidades y centros de investigación de todo el mundo. Su enlace en Amazon: https://amzn.to/2seygig*

Cien Mascarillas elaboradas con alimentos

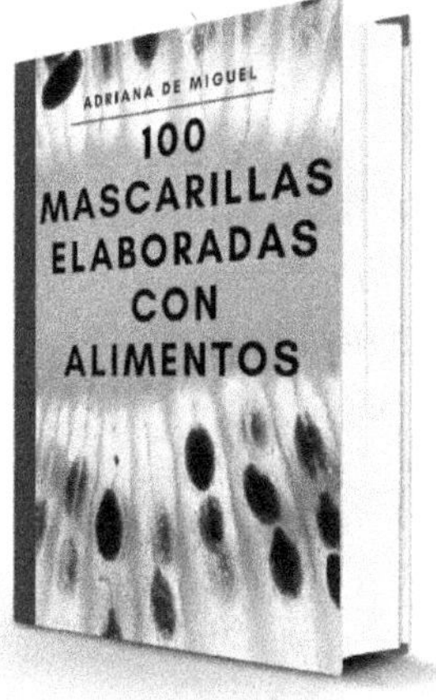

Los alimentos naturales de origen vegetal están llenos de virtudes cosméticas fáciles de aprovechar. A veces sólo basta con abrir la alacena y coger el alimento que mejorará nuestra luminosidad en el rostro. Este libro recoge recetas de mascarillas para el rostro y el pelo con sencillos alimentos.
Puedes comprarlo en este enlace:
https://amzn.to/31EJiMe

Cómo abrir un herbolario en España (Manual)

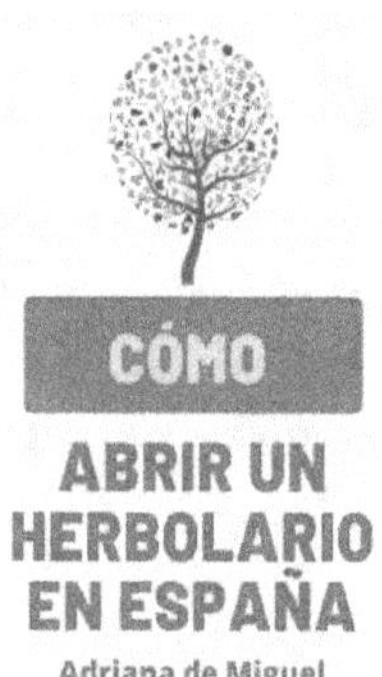

En este pequeño manual aprenderás lo que es necesario para abrir un herbolario con éxito y cómo afrontar el nuevo escenario que se presenta en este sector. Este manual está escrito en 2020 .
Su enlace en Amazon:
https://amzn.to/3812L6O

Manual de sinapismo

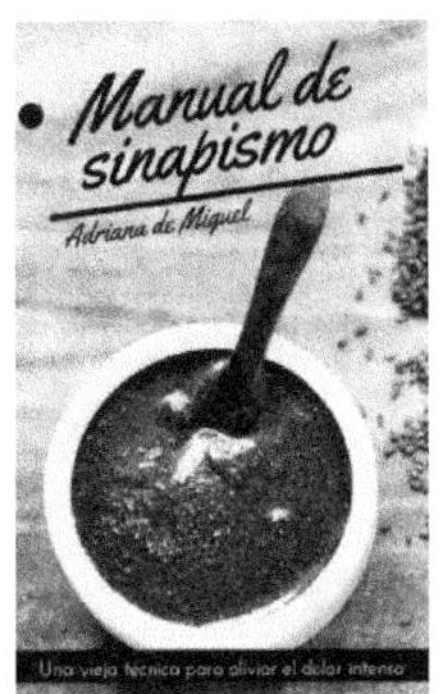

En este manual aprenderás cómo elaborar remedios con esta técnica para tratar dolores intensos, una técnica que requiere conocerse profundamente para hacer elaboraciones seguras y efectivas. Su enlace en Amazon: https://amzn.to/2T4bKnT

Pequeño manual de ungüentos

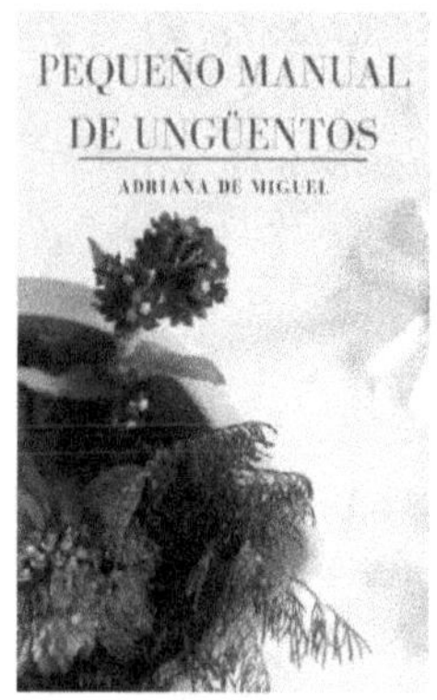

En este manual aprenderás a elaborar un ungüento base a partir del cual puedes hacer todo tipo de ungüentos, pomadas, bálsamos labiales, perfumes sólidos…

Enlace en Amazon:
https://amzn.to/2U9RoJj

El diseño de estos libros se ha elaborado en www.trebolarium.com. Si quieres que te ayudemos con la maquetación y la portada puedes ponerte en contacto con nosotros en trebolarium@trebolarium.com

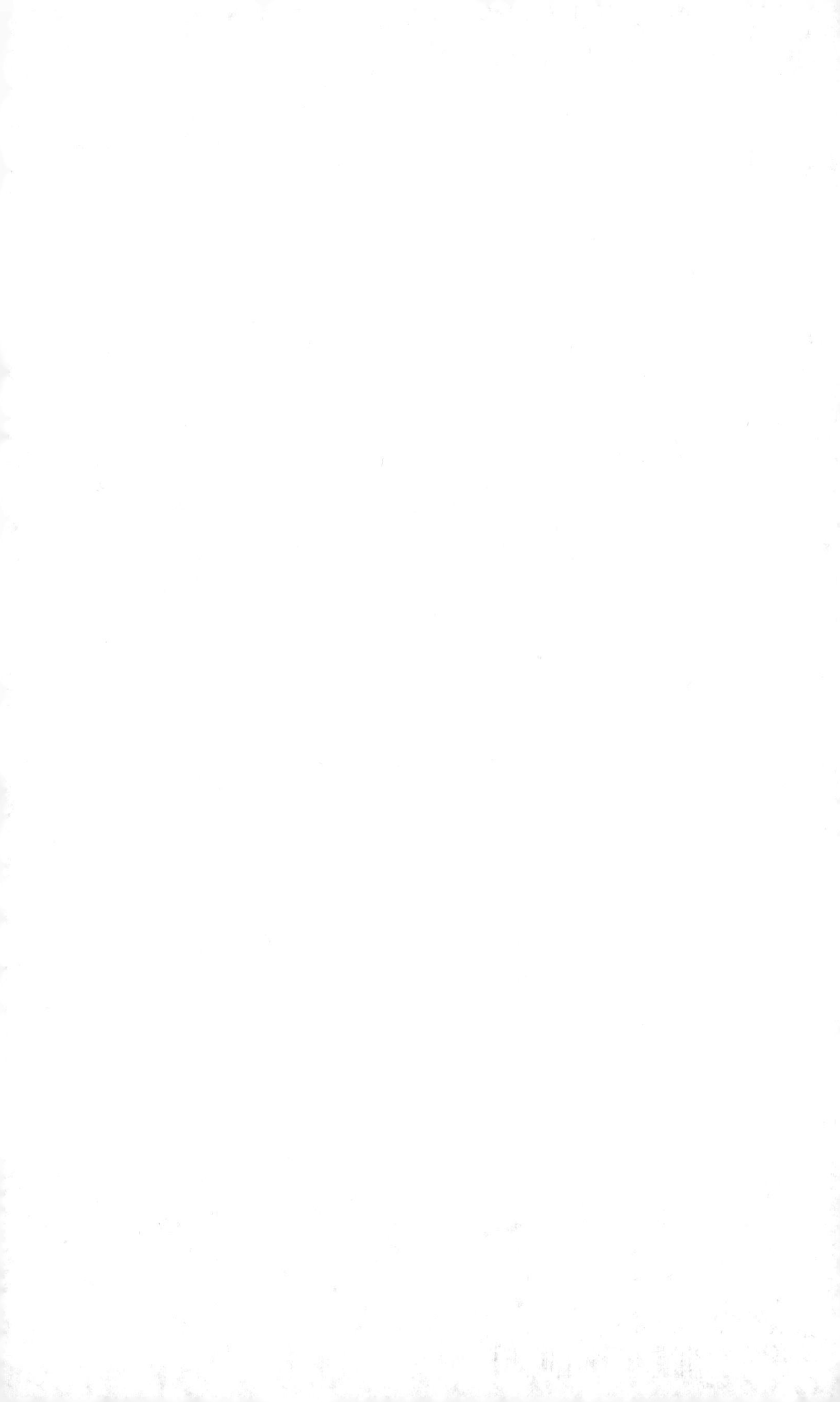